RELATION

MÉDICO-CHIRURGICALE SUCCINCTE

DE LA

CAMPAGNE DE KABYLIE

EN 1857

Et spécialement des faits qui se rapportent au 2ᵉ bataillon
du 70ᵉ régiment de ligne

PAR

SCOUTETTEN

Docteur en médecine, médecin aide-major de première classe ; décoré de la médaille de la Reine d'Angleterre ; membre correspondant de l'Académie impériale des sciences de Metz, de la Société des sciences médicales du département de la Moselle, de la Société impériale des sciences, de l'agriculture et des arts de Lille, de la Société médicale de Nancy, de la Société de médecine de Strasbourg, de la Société impériale de médecine de Constantinople.

METZ

IMPRIMERIE F. BLANC, RUE DU PALAIS

1858

La dernière expédition de Kabylie (mai 1857), et les travaux préalables que durent supporter les troupes d'Afrique, ont fourni aux médecins militaires de nombreux sujets d'observations. Je me suis particulièrement attaché à recueillir les faits qui se rapportent au 2e bataillon du 70e régiment de ligne, que j'ai accompagné dans toutes ses marches pendant la campagne; mon attention a été naturellement dirigée sur l'hygiène de l'homme de guerre et sur le résultat des blessures faites par les armes à feu sur le champ de bataille.

Cet ensemble de documents rappellera de nouveau la vie pénible du soldat en campagne; il signalera l'influence qu'exercent, sur sa santé, la nourriture, la salubrité des lieux, les vêtements, les modifications atmosphériques. L'exemple mémorable de l'action puissante de ces causes, fourni par la terrible guerre de Crimée, servira à démontrer, ce qu'on oublie trop souvent, que les armées ne périssent pas par le feu de l'ennemi, mais bien par les maladies.

M. Scrive, médecin-chef de l'armée d'Orient, rapporte que

les nécessités de la guerre exigèrent l'envoi successif de trois cent neuf mille deux cent soixante-huit hommes de troupe, officiers, sous-officiers et soldats, dont deux cent mille sont entrés aux ambulances et hôpitaux, et y ont reçu des soins : *cinquante mille* pour des blessures de guerre, *cent cinquante mille* pour des maladies de tout genre [1].

L'hygiène est donc d'une importance de premier ordre pour la conservation des troupes ; les règles qu'elle prescrit ne sont pas moins utiles pour le succès définitif de la lutte que l'exécution rigoureuse des ordres du commandement.

Méconnaître la discipline c'est courir au devant des revers ; négliger l'hygiène, c'est perdre la force active de l'armée, affaiblir le moral, préparer les épidémies, encombrer les hôpitaux, créer des embarras insurmontables, surtout dans un pays où la civilisation n'a point pénétré et où les droits de l'humanité sont trop souvent méconnus.

C'est donc un devoir pour le médecin militaire de signaler tout ce qui peut concourir à maintenir la santé et la force du soldat, car il est plus utile d'éviter le mal que de le réparer.

[1] *Relation médico-chirurgicale de la campagne d'Orient*, 1857, avant-propos, page 6.

RELATION

MÉDICO-CHIRURGICALE SUCCINCTE

DE LA

CAMPAGNE DE KABYLIE

EN 1857

Et spécialement des faits qui se rapportent au 2ᵉ bataillon du 70ᵉ régiment de ligne.

---

§ I. — CONSIDÉRATIONS GÉNÉRALES.

C'est le 19 mai 1857 que le corps expéditionnaire, commandé par M. le maréchal Randon, gouverneur de l'Algérie, se trouva réuni au pied des montagnes de la Kabylie ; il y fut retenu par quelques jours de pluie et de brouillard, mais enfin le 24 mai les opérations militaires commencèrent et furent bientôt suivies des plus brillants succès.

Depuis longtemps les ordres de M. le Maréchal avaient prévu tous les besoins des services administratifs, et M. l'Intendant divisionnaire d'Alger avait dirigé et surveillé l'exécution des dispositions qu'il avait lui-même prescrites. Un détachement considérable d'infirmiers, des compagnies du train conduisant plus de cinq cents mulets, destinés au transport d'une partie des objets nécessaires à l'armée, et spécialement du mobilier de l'ambulance, avaient été organisés avec un soin minutieux. Une partie de ces bêtes de somme portaient : 1º les cantines de chirurgie, de pharmacie, de denrées et d'objets d'administration, des ballots de couvertures de laine, des brancards, de grandes tentes de campement, dites canonnières, des litières-Thierry. Chacun des mulets, dévolus au transport et aux besoins de l'administration des subsistances, portait, outre son chargement, une paire de cacolets en fer articulés sur le bât. Par un ingénieux mécanisme, successivement perfectionné durant le cours de notre guerre africaine, les différentes parties de ces sièges s'agencent maintenant à charnières mobiles : elles sont donc susceptibles de se replier les unes sur les autres quand on n'a pas à se servir du cacolet; elles s'appliquent alors fermées contre les régions dorsales du bât, sans faire saillie sur sa convexité, ni gêner, en aucune façon, tout autre chargement qu'on voudrait y disposer.

D'autres soins avaient encore préoccupé M. le Maréchal-gouverneur : un hôpital, pouvant contenir quatre cents malades ou blessés, avait été établi dans les meilleures conditions à Tizi-Ouzou[1], poste devenu important depuis

---

[1] En arabe *Tizi-Ouzou* signifie *col des genêts épineux*.
La traduction des mots arabes est empruntée à M. Bertherand, dans son travail sur l'expédition de la grande Kabylie en 1854. (*Gazette médicale de l'Algérie.*)

1856, et qui, outre l'hôpital, renferme des bâtiments considérables, une manutention organisée pour y fabriquer, au besoin, 12 000 rations de pain par jour, et des baraquements qui favorisent et assurent l'installation des différents services.

La concentration des troupes était effectuée le 21 mai. Les trois divisions Renault, de Mac-Mahon et Jusuf étaient complétement constituées et occupaient, dans la vallée, sur une étendue de huit kilomètres environ, trois camps différents, à proximité des points d'attaque réservés à chacune d'elles.

A l'arrière se trouvait la division Maissiat, formant corps d'observation ; c'est à cette division qu'appartenait le bataillon de guerre du 70e régiment de ligne.

La colonne Maissiat, composée de toutes les troupes disponibles de la division de Constantine, était forte d'environ 5 000 hommes.

Selon les ordres du gouverneur de l'Algérie, le général Maissiat dut employer d'abord ses troupes à achever la route de Sétif à Djijelli, puis celle de Bougie à Akbou, par l'Oued-Sahel¹, se rapprochant ainsi peu à peu de la grande Kabylie, afin de pouvoir se porter rapidement sur tel ou tel point du théâtre de la guerre.

Du 12 avril au 23 juillet, soixante-dix-sept jours s'écoulèrent ainsi, tantôt occupés à des travaux de route, à des repos forcés dans les camps ou à des combats qui hâtèrent la fin de la campagne.

---

¹ Oued — rivière.

Durant cette excursion, le bataillon du 70e régiment de ligne a été soumis à des influences diverses dépendantes des variations de température, des élévations du sol, de l'humidité, de la sécheresse, de la nature des eaux, du genre de nourriture, enfin des marches longues, pénibles et des impressions morales variées.

Nous campâmes d'abord à Oued-Hôna, dans la tribu des Ouled-Bourratz, sur un plateau presque complétement entouré de hautes montagnes, excepté du côté où coule la rivière : de ce plateau nous découvrions les Basbords tout couverts de neige ; le camp était pourvu d'eau par des sources excellentes.

De là nous allâmes à Merdj-Hedoun où nous trouvâmes un pli de terrain qui nous abritait parfaitement contre les vents. Il en fut tout autrement à Merdjez-el-Noug, où nous fûmes forcés de séjourner sur un plateau élevé, balayé par tous les vents. Plus loin encore, le bataillon demeura à Bouandas et planta ses tentes sur la crête de l'un des contre-forts du Sebt des Beni-Sliman ; le froid y était rigoureux et les hommes en souffrirent.

Après avoir quitté le Bouandas, où nous étions restés plusieurs jours, nous descendîmes beaucoup plus bas, sur un plateau mal abrité, où nous eûmes à supporter une chaleur excessive qui fit monter le thermomètre au delà de 30 degrés centigrades. Les eaux de l'Oued-Sassa, tiédies par les rayons d'un soleil ardent, ne désaltéraient pas la troupe qui, cependant, n'en trouvait pas d'autres pour satisfaire à tous ses besoins.

Nous fûmes plus mal encore à Akbou, dans la vallée

de l'Oued-Sahel, où soufflait un vent chaud et violent qui transportait continuellement une poussière rouge, abondante et excessivement désagréable. Dans ce lieu de désolation, point de source, point d'eau potable : les eaux du Sahel, au mois de juin, sont chaudes, elles entraînent des matières terreuses qui en troublent la limpidité, et les lauriers-roses, qui croissent dans le lit du fleuve, leur communiquent une saveur détestable.

Il serait très-utile de prémunir le soldat contre les effets dangereux de cet arbrisseau ; déjà M. le docteur France [1], d'accord avec plusieurs auteurs célèbres, Discoride, Schenck, Orfila, a constaté que les différentes parties du laurier-rose sont vénéneuses ; l'eau où les feuilles ont séjourné acquiert des propriétés toxiques ; l'on sait que des soldats français furent sérieusement malades, et que plusieurs périrent, lors de la prise de possession de la Corse, pour avoir mangé de la viande embrochée avec le bois de laurier-rose [2].

Ces influences diverses, et surtout l'action des dernières causes, augmentèrent rapidement le chiffre de nos malades : nous vîmes apparaître les affections intestinales diarrhéiques, les embarras gastriques, les fièvres rémittentes. Fort heureusement l'ordre de marcher en avant

---

[1] *Recueil des mémoires de médecine et de pharmacie militaires*, 1848, 4e vol., pag. 190.

[2] Mérat et de Lens — *Diction. univ. de matière méd.*, tom. 4, pag. 598 — et Latour — *Note sur le laurier-rose.* — *Gazette médicale de l'Algérie* — n° 9. — 25 Septembre 1856.

vint ranimer le courage du soldat; la perspective des combats et de la gloire lui fit bientôt oublier les privations et les rudes travaux.

Nous avons eu trente journées de marche, y compris les séjours : elles commençaient à quatre heures et demie du matin et finissaient, généralement, entre deux et trois heures ; elles furent souvent pénibles dans ce pays difficile et accidenté. Dès le début de l'expédition, je dus abandonner un certain nombre de blessés pour furoncles et plaies aux pieds; ils entrèrent à l'hôpital de Constantine. Malgré les recommandations faites aux hommes, au moment de traverser les cours d'eaux, de poser le pied, autant que possible, sur des pierres ou des branchages, ils eurent fréquemment leurs chaussures mouillées et remplies de sable; de là, durcissement du cuir, frottement douloureux sur la peau, excoriations et tous les accidents qui en sont la conséquence.

Les marches militaires ont partout une grande importance, mais c'est surtout en Afrique où elles ont une influence prompte et décisive sur la santé du soldat; bien conduites la santé se conserve et se fortifie, dirigées sans précaution elles deviennent la cause d'affaiblissement, de démoralisation et de maladies redoutables. C'est surtout lorsqu'on marche en division que les inconvénients se révèlent et prennent de grandes proportions; le moindre obstacle donne lieu à des retards énormes; c'est en vain qu'on se met en route de grand matin, on arrive tard après que les hommes ont été exposés à la chaleur énervante du milieu du jour. Il faut toute la sollicitude d'un chef éclairé pour comprendre ou deviner les efforts de la colonne, s'arrêter à propos, choisir des lieux abrités, donner un repos réparateur qui ranime les forces et le courage.

Les marches longues ou mal dirigées ont encore d'autres inconvénients en Afrique où la nuit succède brusquement au jour. Le soldat, excédé de fatigue en arrivant à l'étape, néglige de se changer; la soupe n'est pas mangée à l'heure habituelle; la viande, mise saignante dans la marmite, ne subit pas la cuisson voulue; les hommes tenus éveillés par le besoin de prendre leur nourriture, n'ont pas le temps nécessaire au repos; l'obscurité et la précipitation les empêchent de chercher et de découvrir les sources qui leur donneraient une eau agréable et potable; lorsque leurs recherches ont été infructueuses, ils se mettent en route, le lendemain, sans remplir leurs petits bidons, dans l'espoir de trouver plus loin une eau meilleure; ajoutons que l'impossibilité de ramasser des feuilles sèches ou des herbes, rend leur couchage détestable, et qu'ainsi à une journée pénible viennent s'ajouter une alimentation mauvaise et une nuit sans repos.

Je fus vivement frappé des inconvénients de ces marches trop longues pendant que la colonne gravissait les hauteurs qui conduisent au sommet du Djurjura; les hommes étaient restés sur pied, la veille, depuis cinq heures du matin jusqu'à six heures du soir, voyageant dans la vallée de l'Oued-Sahel, par une température de 43 degrés centigrades à neuf heures du matin. Le soir ils eurent à peine le temps de faire cuire la soupe, manquant d'eau de source, ils furent contraints de se servir d'une eau boueuse, rendue détestable par la macération des lauriers roses. Le lendemain, après une nuit sans repos réparateur, ils se mirent en marche à quatre heures du matin; la chaleur devint étouffante, les malheureux soldats, tourmentés par la soif, grattaient la terre pour trouver, avec leurs cuillers, un peu d'eau vaseuse qu'ils se disputaient avec violence. Le souvenir de cette journée restera longtemps gravé dans ma mémoire; un désastre véritable aurait pu en résulter si nous n'eussions été en pays soumis. La division laissa en arrière des hommes par centaines, qui, fort heureusement, furent ramenés plus tard par la cavalerie.

Les cas de congestion cérébrale furent très-nombreux; malgré les soins les plus empressés nous eûmes à regretter beaucoup de victimes.

Le 70e régiment de ligne fut moins éprouvé que les autres corps; il laissa peu de monde en arrière; quatre hommes seulement furent atteints de congestion cérébrale; je fus assez heureux pour les conserver à la vie malgré la gravité des symptômes.

§ II. — TOPOGRAPHIE.

Sans nous étendre sur la topographie du pays, nous rappellerons cependant que le grand Djurjura, c'est-à-dire la chaîne principale et rocheuse de l'Atlas algérien, traverse la Kabylie par une ligne courbe et la sépare en deux parties distinctes, septentrionale et méridionale. Au-dessous s'étendent des montagnes moins hautes et des vallées moins profondes qui composent la grande Kabylie proprement dite.

Souk-el-Arba[1] est le point central du pays des Beni-Raten; il a 1 005 mètres environ d'élévation; il forme le nœud et comme la véritable clef de leurs montagnes.

De ce plateau se détachent trois gros contre-forts dont les versants descendent dans la plaine du Sebaou par des pentes très-raides et souvent abruptes. Des ravins profonds, fourrés, rendent presque impossible toute communication entre ces contre-forts.

C'est sur les crêtes élevées de ces montagnes que sont assis les principaux villages kabyles; ils sont bâtis sur des pitons d'un accès difficile; ces villages, entourés de murs, rappellent les châteaux-forts du moyen âge; les ruelles sont étroites, tortueuses, enchevêtrées les unes dans les autres, sans prévision, sans règle, selon le hasard et le besoin de chacun; les maisons sont basses, sans étage, les toits chargés de tuiles massives, les portes

---

[1] Souk-el-Arba, marché du mercredi; Souk-el-t'nine, marché du lundi, ou du deuxième jour. — Les Arabes ont l'habitude de désigner ainsi, par le nom du jour correspondant de la semaine, les principaux marchés qui ont lieu dans le cercle de leur habitation. Quand deux marchés se tiennent le même jour, on les distingue en ajoutant à l'appellation hebdomadaire le nom de la tribu sur le territoire de laquelle s'opère chacun d'eux.

étroites et solidement établies, comme pour soutenir un siége ; on sent que la lutte est la vie de tous les jours et qu'on craint les surprises.

Les seuls monuments publics de chaque village sont la mosquée et la Djemmaa ou hôtel de ville.

La Kabylie est un pays magnifique où la culture a fait des progrès réels ; ici se trouvent des champs de fèves ; là des plants de courges ; plus loin d'immenses prairies de trèfle ou de luzerne, des céréales abondantes. Sur les flancs des montagnes poussent avec vigueur des figuiers, des oliviers, des frênes, des hêtres et des chênes, voire même le jujubier et le ricin. Chaque propriété est limitée par des haies vives ou des murs en pierres sèches.

Les cours d'eau sont nombreux, rapides et peu profonds, conditions habituelles des pays de montagne ; les principaux sont : le Sebaou et l'Oued-Sahel. L'un des affluents les plus considérables du Sebaou est l'*Oued-Beni-Aissi*, large torrent qui descend des crêtes du Djurjura, à travers les *Zaouaouas* et les *Beni-Raten* jusqu'aux *Beni-Aissi*[1] qui lui ont donné leur nom.

Climatologie. — La Kabylie offre des variations nombreuses de température, selon les altitudes où se font les observations. Depuis les vallées profondes où la chaleur est étouffante jusqu'au sommet du Djurjura, constamment couvert de neige, la température varie d'heure en heure. Voici le tableau résumé de nos remarques : Au Sebt des Beni-Sliman, où nous campions dans les premiers jours

[1] Ben, singulier, fils ; Beni, pluriel, les fils de...

de juin, la température, à midi, lorsqu'il faisait beau, était de 12 à 15 degrés; puis elle baissait rapidement, et, à cinq heures du soir, elle arrivait à 4 ou 5 degrés; à minuit elle approchait de zéro, mais il ne gelait point.

Au camp de l'Oued-Sassa, que nous avons habité en quittant le *Bouandas,* la température, vers midi, s'élevait souvent à 45 degrés et quelquefois au delà; le sirocco régna pendant presque tout notre séjour, et cependant c'était par ces chaleurs asphyxiantes que les hommes exécutaient les travaux de route.

La température n'a pas été moins élevée à Akbou, aussi longtemps que nous sommes restés campés dans la vallée.

M. le docteur Bertherand a fait des observations analogues aux nôtres pendant la campagne de Kabylie de 1854: « Depuis notre arrivée, dit-il, le temps n'a pas cessé de se maintenir au beau; le thermomètre a donné 23° degrés au-dessus de zéro à huit heures du matin, 26 et 29 à midi, 19 et 22 à six heures du soir de relevée. La brise douce et tiède au milieu de la journée, fraîchit d'une manière sensible au coucher du soleil'. » Ces observations étaient faites au commencement du mois de juin, sur la rive droite du Sebaou, aux abords du territoire des Beni-Djennad.

A ces variations extrêmes de température, il faut ajouter la fréquence des orages, les pluies abondantes au printemps et à l'automne, les brouillards épais qui envahissent les vallées et les flancs des montagnes.

' *Gazette médicale de l'Algérie,* n° 4, p. 47.

On se rappelle que le corps expéditionnaire fut entravé dans ses opérations, depuis le 19 mai jusqu'au 24, par des brouillards et des pluies abondantes.

Le climat de la Kabylie diffère donc considérablement de celui d'Alger, si remarquable par sa douceur et sa constance. D'après les recherches de M. Mitchell[1], Alger semble l'emporter sur tous les autres points méridionaux dont la météorologie est connue. Voici les extrêmes des variations annuelles pendant deux années, mais qui, depuis, ont été confirmées par des observations nouvelles :

1852. Minim. : février, 7°,0. Maxim. : août, 31°,5. Différ., 24°,5.
1853. Id. id. 8°,0. Id. sept., 33°,0. Id. 25°,0.

Moyennes.... 7°,5 32°,25 24°,65.

Voici d'ailleurs un tableau qui présente la température moyenne des différents points de l'Algérie :

---

[1] *Alger, son climat et sa valeur curative principalement au point de vue de la phthisie*, par A. Mitchell; traduit de l'anglais, par L. Donop et Bertherand. — Alger, 1857.

Température moyenne des différents points de l'Algérie.

MOIS de l'ANNÉE.	LITTORAL.				INTÉRIEUR.					
	Alger.	Oran.	Mostaganem.	Bône.	Blidah.	Orléansville.	Tlemcen.	Mascara.	Constantine.	Lagouath.
Janvier	15,10	9,80	14,2	11,2	12,0	10,4	14,0	9,0	10,7	10,4
Février	15,00	11,20	15,5	13,8	9,0	8,6	17,0	11,0	9,7	13,6
Mars	15,58	14,36	17,5	16,7	13,5	12,7	17,0	12,0	7,3	—
Avril	17,84	15,5	20,6	18,5	15,7	15,6	21,0	18,0	10,7	—
Mai	20,97	18,5	22,9	23,5	19,7	22,0	26,0	22,0	18,8	21,13
Juin	23,96	21,5	25,9	28,3	24,5	26,7	29,0	25,0	24,7	28,5
Juillet	26,89	24,5	28,7	30,1	27,5	30,8	37,0	26,0	28,5	34,0
Août	27,31	23,2	29,3	30,1	27,3	31,8	33,0	28,3	26,5	32,8
Septembre	26,03	22,3	27,7	26,6	22,7	24,2	29,0	21,0	20,6	25,6
Octobre	23,04	20,0	24,2	26,3	19,0	19,7	26,0	20,7	18,8	20,5
Novembre	19,41	13,8	16,9	16,2	11,3	10,3	24,0	20,5	15,8	14,4
Décembre	16,04	10,3	13,6	16,0	11,0	10,7	15,0	18,3	10,2	13,3
Moyenne annuelle	20,63	16,40	21,43	21,74	17,70	18,64	24,17	19,17	17,19	
Hauteur des villes au-dessus du niveau de la mer	20ᵐ	80ᵐ	118ᵐ	35ᵐ	230ᵐ	156ᵐ	300ᵐ	200ᵐ	790ᵐ	750ᵐ

§ III. — COMBATS.

La concentration des troupes, effectuée depuis le 21 mai, permettait de commencer les opérations militaires dès que la pluie cesserait. Le temps s'étant remis au beau dans la matinée du 23, le maréchal Randon donna l'ordre d'attaque pour le lendemain.

La division Renault devait s'élever sur la crête des Jrdjers. Les divisions Jusuf et Mac-Mahon devaient envahir le pays des Ait-Akerma sur deux directions différentes.

A la pointe du jour ces trois divisions se mettent en marche, escaladent les pentes abruptes du massif des Beni-Raten ; renversent tous les obstacles, chassent l'ennemi de ses positions fortifiées et, à sept heures, couronnent les hauteurs de ses montagnes.

Les positions capitales occupées par l'ennemi étaient : 1° le piton du village de Bélias qui se trouve à 700 mètres environ au-dessus du niveau de la mer; 2° le village de Tacheraïch sur le versant Est du piton de Bélias, à 300 mètres au-dessus du Sebaou.

Toutes les troupes étaient sans sac, et chaque bataillon des trois colonnes était accompagné de dix mulets de cacolets, indépendamment de la réserve qui marchait avec l'ambulance ainsi que les litières.

Les pertes éprouvées par le corps expéditionnaire, dans cette journée, furent importantes, elles s'élevèrent à :

1 officier supérieur tué, — 3 officiers blessés, — 64 hommes tués, — 414 blessés.

Les difficultés du terrain qu'avait à surmonter l'ambulance légère, organisée par M. le Maréchal pour suivre jusqu'à Bélias les bataillons engagés, furent telles que la plupart des mulets furent entraînés sur les pentes et précipités dans les ravins. Il fallut employer un temps considérable pour les retirer, et on dut porter à bras et à dos d'homme les blessés et le matériel dont ces mulets étaient chargés.

Les succès rapides de nos troupes les avaient rapprochées de Souk-el-Arba dont elles n'étaient plus séparées que par le village d'Imaïseren; le général de Mac-Mahon le fit enlever par le 2e de zouaves, qui en était maître à sept heures.

Pendant que les bataillons de la première brigade exécutaient cette pénible ascension, le 11e bataillon de chasseurs à pied et le 2e bataillon du 93e, qui formaient l'arrière-garde et protégeaient la marche difficile de l'ambulance et l'enlèvement des blessés, les Kabyles, profitant des difficultés de la situation, firent des retours offensifs d'une grande audace, mais ils furent rejetés à la baïonnette dans le ravin boisé. Cette arrière-garde, constamment harcelée par l'ennemi, ne prit son bivouac qu'à deux heures.

Maître enfin de la position, le Maréchal décida qu'on camperait sur le plateau que l'armée venait de conquérir et qu'un fort, destiné à maintenir le pays et à assurer sa soumission définitive, serait construit.

Souk-el-Arba est l'un des plus larges plateaux de la Kabylie; son sol, admirablement solide, possède plusieurs sources, avantage d'un grand prix sur la terre d'Afrique. Bien que ce plateau ne soit pas l'un des plus élevés, on découvre, de sa hauteur, tout le territoire des Beni-Aissi, Yenni, Maatka; une partie de la vallée du Sebaou, presque tout le Djurjura et les montagnes d'Alger.

Quatre jours après l'arrivée des troupes à Souk-el-Arba, le tracé du fort est fait, et le 3 juin, 25 000 soldats intrépides sont transformés en ouvriers courageux; ils quittent le sabre et le fusil pour prendre la pelle et la pioche.

Chaque matin, à quatre heures et demie, la diane réveille les camps; dix mille hommes se mettent à l'ouvrage vers cinq heures et travaillent ainsi jusqu'à huit. Pendant les heures de grande chaleur le travail est interrompu, mais il reprend vers deux heures pour continuer jusqu'au soir. Le lendemain, dix mille nouveaux venus, reposés de la veille, laissent reposer à leur tour leurs prédécesseurs.

Ce travail régulier, sans excès, apaise les esprits, fortifie les corps, que vivifient surtout l'air des montagnes et les soins de toute nature dont sont entourées les armées françaises.

La santé générale en éprouve les plus heureux effets; l'état sanitaire est si satisfaisant qu'il y a des jours où les ambulances des camps ne reçoivent, à elles trois, qu'un seul malade sur 25 000 hommes.

Enfin, le 24 juin, un mois précisément après l'ascension victorieuse du territoire des Beni-Raten, les trois camps se lèvent: la division Mac-Mahon commence la première son mouvement contre les Beni-Menguillet, l'ennemi le plus rapproché des camps.

Les deux autres divisions, Renault et Jusuf, vont prendre position en avant, aux deux extrémités du territoire des Beni-Raten, à portée du feu des Beni-Yenni.

Une partie des montagnes des Beni-Raten est encore à l'ennemi. Les Beni-Menguillet se sont retranchés dans leurs villages : ce sont les voisins immédiats des Beni-Raten ; leur tribu est une des plus belliqueuses de la Kabylie.

La deuxième division, séparée en deux brigades, forte encore de près de 7 000 hommes, malgré les deux bataillons qu'elle laisse à Souk-el-Arba, quitte au point du jour les hauteurs d'Aboudid. Une lieue et quart environ sépare le camp d'Aboudid de la montagne d'Icheriden occupée par l'ennemi.

En avant de la montagne d'Icheriden, à 12 ou 1 500 mètres de son village, est un plateau étroit et découvert qui s'étend presque parallèlement aux positions occupées par les Berbers. C'est là que le général de Mac-Mahon concentre ses troupes pour le combat, et dispose son artillerie afin de battre en brèche les retranchements ennemis. Bientôt tout est prêt, le feu commence. La lutte fut longue et opiniâtre : trois à quatre mille kabyles, composés des hommes les plus énergiques du pays, largement pourvus de munitions, étaient retranchés derrière des barricades habilement construites : nos soldats, au contraire, engagés à découvert sur un terrain difficile, étaient exposés à tous les coups.

Par la vivacité de la défense et le chiffre de nos pertes, le combat d'Icheriden est l'un des plus considérables de ceux qui se sont donnés en Algérie : nous avons eu 44 hommes tués, dont deux officiers; 327 blessés, dont 22 officiers; en tout 371 hommes hors de combat ont payé ce triomphe de leur sang.

Pendant la même matinée du 24 juin, tandis que la division Mac-Mahon lutte contre les Menguillet et remporte une victoire importante à Icheriden, les divisions Renault et Jusuf s'avancent simultanément vers le pays des Beni-Yenni.

L'ensemble du territoire des Yenni se compose d'une haute crête principale à laquelle différents contre-forts moins élevés viennent se rattacher comme des rameaux ; à l'est, à l'ouest et au nord, des vallées tortueuses, reliées entr'elles sans interruption, étroites et ravinées par des torrents, profondes de 8 à 900 mètres, le défendent partout de leur immense fossé, tandis qu'au sud, le Djurjura, qui seul le joint à la terre ferme, le protége de ses rochers à pic. Des lits de torrents, descendant du haut des crêtes jusqu'aux vallées, servent de routes et relient seuls le pays des Beni-Yenni aux territoires de leurs voisins.

Longtemps avant l'aube, la division Renault quitte son bivouac, et suivant le cours sinueux de l'Oued-Tleta, va chercher, pour monter à l'ennemi, le contre-fort de Taouril-Issoulas, placé sur sa droite en avant de la vallée de Bogni.

La division Jusuf, partagée en deux colonnes, descend au petit jour dans la vallée de la Djemmaa. La gorge qu'il lui faut traverser est profonde de près de 1 000 mètres, et sa largeur de crête en crête n'a pas 1 500 mètres.

Les deux divisions commencent simultanément leurs opérations, tandis que le général Renault dispose son artillerie de montagne pour battre en brèche Ait-el-Hassem, avant d'y lancer ses soldats; la division Jusuf tout entière se met en mouvement.

Bientôt Ait-el-Hassem et Ait-el-Arba, les deux principaux villages des Beni-Yenni, sont aux mains des deux divisions; il ne reste plus à prendre que Taourit-Mimoun et Taourit-el-Hadjaj, situés sur le même contre-fort, à 1.000 ou 1 200 mètres l'un de l'autre.

Contre toutes prévisions, malgré les obstacles du terrain, l'espace considérable embrassé par l'attaque, les préparatifs et l'attitude belliqueuse de l'ennemi, le succès du 25 juin n'a pas offert de dangers sérieux. La journée tout entière n'a coûté aux deux divisions que 32 hommes hors de combat. La première division a eu 4 hommes tués et 11 blessés; la deuxième compte 3 tués et 24 blessés.

L'ensemble des deux succès, des 24 et 25 juin, obtenus sur deux ennemis différents, forme comme le second effort de l'expédition, le second acte de la campagne qui doit pacifier l'Algérie.

Pendant que l'armée expéditionnaire exécute des travaux et des faits d'armes dignes de toute notre admiration, les corps de troupe, dits *d'observation*, s'avancent et se disposent à prendre aussi une part active à la lutte. Ces troupes se composent de quatre corps distincts : La division Maissiat, ou de Constantine; les deux colonnes d'Argent et Marmier, ou de l'Oued-Sahel ; la colonne Drouhot, ou de Dra-el-Mizan.

Le 26 juin, la division tout entière couche près de Bordj-Akbou. Le 27, elle se met en marche pour le col de Chellata, l'une des deux gorges accessibles qui traversent du sud au nord les rochers du Djurjura, en face de l'armée expéditionnaire du Maréchal.

Les crêtes qui entourent le passage de Chellata sont larges et accessibles à la cavalerie, mais l'entrée du col est commandée par un rocher difficile connu dans le pays sous le nom de Tizibert : son sommet est couronné par une muraille naturelle ; les Kabyles y avaient ajouté des ouvrages percés de créneaux : ils paraissaient résolus à y tenir vigoureusement.

Les troupes, divisées en deux brigades, commencent immédiatement l'attaque. Les Kabyles, tournés par les troupes de la brigade Desmarest, abandonnent rapidement leurs positions de gauche et se retirent tous sur le Tizibert. Le colonel Desmarest fait balayer le rocher par quelques salves d'artillerie, puis lance ses troupes à l'escalade. Les Kabyles se défendent par un feu bien nourri et roulent des pierres sur les assaillants ; mais les soldats de la brigade Desmarets atteignent le sommet du Tizibert avant même que tous ses défenseurs aient pu le quitter, et tuent sur place quelques ennemis.

Ces combats divers coûtent à la division Maissiat 4 hommes tués et 30 blessés, dont 3 officiers, mais ils lui livrent le col de Chellata, c'est-à-dire une porte pour rejoindre les divisions du Maréchal.

Établi le 27 sur le plateau de Chellata, le général Maissiat commença à peser sur le pays. Les troupes firent repos le 28. Le lendemain, 29, le général Maissiat fit attaquer le village de M'zien, situé à environ 5000 mètres au nord-ouest de son camp.

Cette journée nous a donné 17 tués et 97 blessés, dont 8 officiers.

Le lendemain, 30, le général Maissiat résolut de faire enlever un autre village kabyle, Ait-Azis, situé sur un piton dominant une arête rocheuse. L'ennemi l'occupait en force et en sortait incessamment pour venir insulter le camp.

Le colonel Desmarest, après quelques salves d'artillerie, lance ses troupes sur le village, les zouaves sur la droite pour tourner la position, le 70e de front, le bataillon d'Afrique par la gauche.

Arrêtés par les barricades et les murs crénelés, les bataillons font d'incroyables efforts pour franchir les obstacles défendus avec fureur par les Kabyles. Nos soldats cherchent à leur arracher leurs fusils à travers les meurtrières; on lutte à bout portant. Les premières barricades sont enfin renversées et nos troupes entrent dans le village sur plusieurs points à la fois.

Maître du village, le colonel Desmarest le fait détruire aussitôt, puis ordonne la retraite qui s'exécute sur plusieurs colonnes : le 70e formant l'extrême arrière-garde, et le 1er étranger étant en réserve.

Les pertes de cette journée ont été sensibles, elles eurent lieu principalement à l'attaque du village ; elles furent de 19 tués, dont un officier, et de 64 blessés. Sur ce nombre le 70ᵉ eut 9 morts et 43 blessés, dont deux officiers. La veille, à l'affaire du 29, le chef de bataillon Vallet, qui commandait le bataillon du 70ᵉ, avait été lui-même touché par une balle. Le 30, mon soldat porte-sac fut blessé à l'avant-bras droit pendant qu'il m'aidait à panser un blessé.

Bientôt, les tribus insoumises, comptant sur leurs rochers réputés inaccessibles, sont attaquées à leur tour, et l'on ne tarde pas à voir les Mellikeuchs, les Beni-Boudrars et les Beni-Bou-Addou, qui vivent sur les hauteurs même du Djurjura, tout près des neiges, abandonner la lutte pour se soumettre au vainqueur.

Les colonnes d'observation ont accompli leurs missions diverses : la division Maissiat, qui s'était élevée jusqu'au col d'Alakfadou, reçoit l'ordre de se dissoudre ; les colonnes d'Argent, Marmier et Drouhot, rentrent dans leurs garnisons respectives, et la troupe, toujours animée par son courage, ne tarde pas à se remettre des fatigues excessives qu'elle a éprouvées.

§ IV. — FAITS CHIRURGICAUX.

Les blessures ont offert peu de variétés : c'était des coups de feu par des balles, quelques plaies par armes blanches et des contusions produites par des chutes ou des pierres lancées par les Kabyles.

Nous nous bornerons à indiquer les caractères généraux des blessures faites par les balles et à rapporter quelques observations particulières.

Ce qui nous frappa d'abord, c'est la différence d'aspect présenté par les blessures de la Kabylie et les coups de feu que nous observâmes à l'armée d'Orient. Là, nous avions à traiter des plaies faites par des balles orbiculaires ou cylindro-coniques, dont le poids, pour les premières, est de 25 grammes, et pour les secondes, de 45 grammes; elles pénétraient profondément dans les tissus, souvent les traversaient de part en part, et, dans tous les cas, faisaient de larges ouvertures d'entrée et de sortie qui rendaient les explorations faciles.

Les balles kabyles, au contraire, sont d'un petit calibre, ne pesant habituellement que 15 grammes; lancées de très-loin, elles avaient peu de force; elles s'arrêtaient dans les tissus en les contusionnant, les déchirant et souvent en éprouvant des déviations qui les portaient très-loin de l'ouverture d'entrée.

Ces conditions n'étaient favorables ni à l'exploration des parties blessées, ni à l'extraction des balles; le gonflement rapide des tissus fermait l'ouverture de la blessure, empêchait l'introduction du doigt et même d'une sonde, et forçait à s'arrêter à un traitement d'expectation, lorsque la balle n'apparaissait pas distinctement sous la peau. Ces conditions exceptionnelles nous ont forcés plusieurs fois, ainsi que l'avait déjà fait M. Bertherand, à recourir à des incisions pour opérer le débridement et l'extraction des balles.

C'est sans doute à la faiblesse des projectiles que sont

dues la rareté des amputations et l'heureuse issue du plus grand nombre des blessures. Nous devons aussi rapporter une partie de nos succès à la salubrité du climat de l'Algérie, aux ressources de tout genre mises à notre disposition, à l'énergie morale de nos courageux soldats et à l'application des règles de l'hygiène dans les ambulances et les hôpitaux.

Parmi les faits que nous avons recueillis, voici trois observations qui m'ont paru dignes d'une attention spéciale :

PREMIÈRE OBSERVATION. — *Coup de feu à la jambe droite, fracture comminutive du tibia; résection d'une partie considérable de cet os ; guérison.*

Salvetat Louis, né à Burlos (Tarn), d'un tempérament lymphatico-sanguin, grenadier au 70e de ligne, fut atteint, le 30 juin, à la prise du village d'Ait-Azis, d'un coup de feu à la jambe droite. La balle, après avoir frappé le tibia à la partie moyenne de sa face externe, était venue sortir à la partie interne et postérieure de la jambe. Cet os était brisé comminutivement dans une grande étendue, et quelques-uns des fragments étaient entrés dans les chairs. Lorsqu'on imprimait un mouvement au membre on entendait à distance leur frottement les uns contre les autres.

Les vaisseaux principaux de la jambe n'étant point atteints, il n'y eut pas d'hémorrhagie. En présence d'une lésion aussi grave, il fallait prendre de suite une détermination et choisir entre l'amputation de la jambe ou la résection d'une grande étendue du tibia; on s'arrêta à ce dernier parti. L'opération fut exécutée le jour même de la blessure sans l'aide du chloroforme. Le blessé, couché sur le dos, la jambe étendue et solidement maintenue par deux aides, fut incisée dans l'étendue de 20 centimètres, sur le bord antérieur du tibia; l'aponévrose fut ouverte dans la même étendue, on la divisa aussi transversalement pour ne pas être gêné dans l'exploration. On arriva ainsi à constater que tout le tiers moyen du tibia était brisé et qu'une foule de petits fragments avaient pénétré dans les muscles.

Après avoir soigneusement extrait toutes les esquilles, on incisa avec le bistouri les fibres musculaires insérées à la face externe du tibia, puis, portant l'instrument sur le bord interne de cet os, on détacha la peau, les muscles, et on se fit un passage pour l'introduction d'une scie à chaînettes. Le ligament inter-osseux avait été préalablement divisé. Le délabrement des parties ne permit point de conserver le périoste, ce qui est regrettable, car il eût pu servir plus tard à rétablir la continuité du tissu osseux.

La section pratiquée aux parties supérieures et inférieures du tibia, permit d'en enlever tous les tiers moyens. Les muscles, les tendons, et les artères ménagés avec soin, évitèrent de grands embarras et permirent de réunir la plaie par des points de suture et des bandelettes agglutinatives.

Des plumasseaux enduits de cérat, des compresses et

une bande complétèrent le pansement. Une gouttière en fil de fer parfaitement rembourrée reçut le membre et servit à le maintenir dans l'immobilité.

Le lendemain de l'opération, le malade fut évacué sur l'hôpital de Bougie où je le retrouvai vingt jours plus tard. Il me raconta que la violence des douleurs nécessita, pendant les huit premiers jours, l'emploi des fumentations froides, qu'une amélioration prompte s'ensuivit et que depuis lors la guérison de sa plaie avait marché sans le plus léger accident.

A l'époque que j'indique, la santé générale était parfaite, la supuration de la plaie était modérée, les bandelettes et deux atelles soutenaient le membre comme dans les cas ordinaires de fractures.

Le 7 septembre, la jambe fut enveloppée d'un appareil inamovible, très-solide, allant jusqu'au genou, ayant une fenêtre à la partie antérieure pour faciliter le pansement de la plaie. Depuis ce moment, ce militaire a pu marcher à l'aide de béquilles et d'une longue courroie qui soutient le membre en prenant son point d'appui sur le cou.

Le 3 octobre, ce blessé sortit de l'hôpital de Bougie.

A son arrivée au corps, je trouvai la jambe maintenue dans l'appareil dextriné; la plaie parfaitement guérie et ne présentant qu'une longue cicatrice linéaire; les deux parties du tibia qui ont été conservées ne font aucune saillie sous la peau, et c'est à peine si on voit le point où commence la solution de continuité existant entre elles. La chaleur et la sensibilité du membre sont dans les conditions normales.

Les opérations analogues ne sont pas toujours suivies d'un résultat aussi heureux que dans l'exemple précédent.

Le lendemain du jour où Salvetat fut opéré, j'assistai à une résection du même genre faite sur un zouave; elle présenta beaucoup de difficultés : un tiers du tibia fut enlevé; le malade perdit beaucoup de sang et il fallut faire plusieurs ligatures. Quand je revis cet homme à Bougie, il était affaibli par une abondante suppuration, des abcès multiples et des hémorrhagies consécutives; ces accidents graves nécessitèrent l'amputation du membre. Le malade la supporta avec courage et la guérison ne tarda pas à suivre.

La diversité de ces résultats fait naître quelques réflexions. On est en effet disposé à se demander si, pour le membre inférieur l'amputation n'est point préférable à une résection quelqu'habilement faite qu'elle puisse être; et il ne serait point surprenant qu'un jour Salvetat envia le sort de son camarade. Cet homme, cultivateur de son état, pourra-t-il, en effet, malgré l'appareil qu'il sera forcé de porter, se livrer à ses rudes travaux avec autant de facilité que s'il avait une jambe de bois?

Cet appareil aura-t-il assez de solidité pour supporter longtemps le poids du corps et prévenir la fracture du péroné? on est disposé à en douter. Assurément la chirurgie doit être conservatrice, mais, dans ses louables tentatives, elle doit cependant se préoccuper de la profession du blessé, de sa position de fortune, et ne pas l'exposer pour l'avenir à des sacrifices ruineux ou à des dangers inévitables, si les appareils indispensables pour assurer la cure viennent à manquer.

Je pense donc que si les résections pratiquées sur les membres supérieurs ont des mérites incontestables, en conservant aux opérés l'usage d'un membre, il n'en est plus de même pour les membres inférieurs, surtout lorsqu'il s'agit des militaires ou d'hommes que la fortune n'a point favorisés.

Deuxième observation. — *Plaie au poignet droit; fracture et ablation de plusieurs os du carpe; hémorrhagie; guérison.*

Le sujet de cette observation est le nommé Gauvin Henri, sergent au 2ᵉ bataillon du 70ᵉ de ligne, âgé de vingt-quatre ans, né à Ville-en-Vermois (Meurthe), homme fort et d'un tempérament sanguin. Les faits de l'accident que nous allons rapporter m'ont paru remarquables à plusieurs titres.

Le 19 juillet 1857, au moment où la campagne de Kabylie venait de terminer, la troupe reçut l'ordre de décharger les armes qui depuis plusieurs jours étaient rangées en faisceaux et exposées à l'ardeur du soleil.

Le sergent Gauvin, voyant un soldat faire d'inutiles tentatives pour enlever avec le tire-balle la charge de son fusil, le lui prit des mains et renouvela lui-même les essais. La capsule avait été retirée et le chien se trouvait abattu sur la cheminée. Comme l'arme avait été échauffée par le soleil et qu'on pouvait craindre l'inflammation de la poudre par le frottement ou de violents efforts, on prit la sage précaution de verser de l'eau dans le canon du fusil.

Ce sous-officier y introduisit ensuite un tire-balle d'un fusil à tige qui remplissait complétement le tube. Après avoir pincé la balle et l'avoir rognée, il parvint à plusieurs reprises à la ramener jusqu'au tiers inférieur de la longueur du canon, mais bientôt elle lui échappait pour retomber au fond de l'arme. Fatigué de cette résistance, il enfonça brusquement la baguette sur le projectile pour le ressaisir de nouveau, mais au même instant le tire-balle est chassé jusqu'au milieu du canon et Gauvin est blessé. Aussitôt il éprouve une vive douleur à la partie postérieure de l'épaule droite, la manche de sa capote est largement déchirée, la main et le poignet sont ensanglantés.

Appelé près du blessé, je le trouvai dans l'état suivant : la région hypothénar présente une large plaie semi-lunaire à convexité en dehors, remontant au-dessus du poignet, comprenant la peau et les muscles déchirés et détachés. Du milieu de la paume de la main part une autre plaie intéressant seulement les téguments; les tissus n'offrent point l'aspect habituel des plaies d'armes à feu faites à bout portant, ils sont rouges et inégalement déchirés; plusieurs tendons sont à découverts, ainsi que la portion palmaire du nerf cubital; le ligament annulaire antérieur du carpe est déchiré; l'apophyse unciforme de l'os crochu brisée; enfin le pisiforme, arraché de son articulation, est comme broyé. Le pyramidal est partagé en plusieurs fragments; les extrémités du radius et du cubitus sont légèrement écornées.

L'artère cubitale, déchirée près du poignet, fournit une hémorrhagie que j'arrêtai immédiatement par la torsion des deux extrémités béantes du vaisseau.

L'extraction des esquilles me préoccupa aussitôt après. J'enlevai tous les fragments osseux détachés et je laissai au temps le soin d'éliminer ceux qui étaient trop adhérents. La plaie étant soigneusement nettoyée et les bords rapprochés par des bandelettes agglutinatives, je fis un pansement simple avec des plumasseaux enduits de cérat, puis la main fut posée sur une planchette convenablement rembourrée.

De violentes douleurs s'étant manifestées dans le membre, nous eûmes recours, dans la soirée du 19 juillet, aux fomentations froides et à l'administration d'une pilule d'extrait gommeux d'opium.

Le lendemain, l'avant-bras et la main sont tuméfiés et très-sensibles. La fièvre s'allume, il y a insomnie. Nous continuons les fomentations froides et les pilules d'opium.

Le 21, nous partons pour Bougie; malgré les fatigues du voyage la fièvre diminue; les nuits sont meilleures, le bras moins douloureux; je puis supprimer la pilule d'opium et permettre du bouillon.

Le 23, Gauvin est admis à l'hôpital de Bougie, son état est aussi satisfaisant que possible. La plaie marche parfaitement, elle est déjà en voie de guérison. Depuis cette époque elle fait de rapides progrès et le blessé peut sortir de l'hôpital le 4 septembre suivant. Aucun accident n'a entravé la marche régulière de la cicatrisation. Des esquilles nombreuses furent éliminées, mais elles le furent sans effort ni douleur.

Les résultats définitifs de cet accident furent : la flexion modérée du poignet sur l'avant-bras avec adduction interne, une cicatrice profonde à la région palmaire avec rétraction des tissus vers le milieu de la main, ce qui en diminue la largeur. L'extension est très-limitée, les doigts auriculaire et annulaire éprouvent beaucoup de difficultés à opérer le mouvement de flexion; la chaleur et la sensibilité des parties présentent des conditions normales. Plus tard cet état s'est amélioré sous l'influence des frictions sèches ou alcooliques, des douches ou des mouvements souvent renouvelés et exécutés avec soin. On peut espérer que l'usage prolongé des mêmes moyens et l'emploi des eaux thermales rendront à la main les mouvements suffisants pour qu'elle remplisse ses principales fonctions.

Cette observation me paraît digne d'un véritable intérêt; elle prouve qu'il ne faut point se décider trop promptement à pratiquer l'amputation, malgré la crainte de la carie des os spongieux et de l'inflammation des synoviales. Cet exemple, d'ailleurs, pourrait être appuyé de plusieurs faits analogues qui tous serviraient à démontrer que les plaies du poignet ne sont point aussi dangereuses que la nature des désordres semblerait devoir le faire supposer.

Les circonstances qui ont déterminé l'accident méritent aussi un instant d'attention. Malgré les précautions prises, malgré l'eau introduite, le peu de poudre restée intacte dans le fusil a pu s'enflammer par le choc répété de la baguette et produire une explosion qui n'a pas été assez forte pour la chasser hors de l'arme ou faire éclater celle-ci, mais qui a suffi, cependant, pour blesser grièvement l'homme qui la maniait et produire les accidents graves que nous avons décrits.

Troisième observation. — *Coup de feu à la face; resserrement considérable des mâchoires; amaurose, etc.*

Guiraud Joseph, né à Aulargues (Hérault), âgé de 24 ans, d'un tempérament lymphatique, fusilier à la 6e compagnie du 2e bataillon du 70e de ligne, reçut un coup de feu à la face, le 30 juin 1857, à la prise du village d'Ait-Azis. Lorsque j'arrivai pour lui porter secours, je reconnus que le projectile avait frappé le côté droit et pénétré à un demi-centimètre au-dessous du rebord orbitaire inférieur, à l'union du corps du maxillaire supérieur avec sa branche montante. Il n'y avait pas d'ouverture de sortie. Le trajet de la balle était dirigé de haut en bas et de dedans en dehors. Le maxillaire était traversé dans toute son épaisseur, mais il me fut impossible de suivre le trajet plus loin. Voici les désordres que je constatai : la branche montante du maxillaire était perforée à sa naissance; la paroi externe de la fosse nasale fracturée à la hauteur du cornet moyen; le sinus maxillaire ouvert, érodé à sa partie antérieure et brisé à sa partie postérieure; les deux dernières molaires fortement ébranlées et la dernière presque chassée de son alvéole. Le blessé, étourdi par la commotion, n'éprouvait aucune douleur.

Je fis immédiatement l'extraction des esquilles et celle de la dernière dent molaire. Les vaisseaux divisés fournissaient une quantité de sang considérable. Le blessé le rejetait par la bouche et par les narines. Je n'avais alors à ma disposition, pour arrêter l'hémorrhagie, que le tamponnement avec de la charpie sèche; j'y recourus.

Je revis cet homme dans la journée, puis le lendemain avant son évacuation sur l'hôpital de Bougie. L'écoulement de sang avait beaucoup diminué. Le blessé ne se plaignait que d'un engourdissement considérable de la tête et d'une gêne dans les mouvements de la mâchoire inférieure. Cet homme revint au dépôt du corps le 14 septembre, après avoir séjourné un mois et demi tant à l'hôpital de Bougie qu'à celui de Philippeville.

Il me donna les renseignements suivants : l'hémorrhagie avait cessé le troisième jour; la plaie extérieure avait guéri rapidement, mais à mesure que la cicatrisation s'opérait, le resserrement des mâchoires se produisait.

Pendant plusieurs semaines une suppuration abondante avait entraîné par la bouche et le nez de nombreuses esquilles, dont quelques-unes étaient recouvertes d'un peu de plomb provenant de la balle aplatie.

Des douleurs violentes s'étaient développées près de l'apophyse mastoïde; elles avaient été combattues par des applications de sangsues et des fomentations froides. Le blessé ne pouvait faire usage que d'aliments mous ou liquides. Voici l'état actuel de cet homme : Moral excellent, bien que l'insuffisance de nourriture ait singulièrement diminué les forces physiques. Le blessé est incommodé par une odeur désagréable provenant de la narine droite ; il mouche ou crache par intervalle de petits fragments osseux mêlés à de la matière purulente. L'air passe difficilement par le nez ; les liquides pris par la bouche ressortent souvent par la narine.

Le blessé explique parfaitement les sensations qu'il éprouve et qui démontrent que lorsqu'il avale un liquide, celui-ci pénètre dans la cavité du maxillaire supérieur qu'il remplit et qui ne s'écoule que lentement par le trajet fistuleux ouvert à l'arrière-bouche. Le maxillaire inférieur est fortement ramené contre le supérieur ; les efforts pour les écarter sont douloureux ; toutefois les variations de température exercent une influence notable sur les difficultés que le malade éprouve. Depuis peu de temps la parole, autrefois presque inintelligible, est plus distincte ; la mastication, cependant, est toujours impossible ; le malade est réduit à se nourrir d'aliments mous qu'il fait passer par des brèches produites par la perte de quelques dents.

On comprend que le bâillement et l'expulsion de la salive sont impossibles.

Toutes les dents du maxillaire supérieur droit sont souvent le siége de vives douleurs. Depuis peu de temps la vision de l'œil droit faiblit et les signes de l'amaurose deviennent chaque jour plus évidents. La pupille est dilatée ; des flocons neigeux semblent voltiger au-devant de l'œil ; ces signes sont constamment accompagnés d'une céphalagie sus-orbitaire ; pendant la nuit des picotements douloureux, qui se produisent dans l'œil, troublent le sommeil ; ils ne se calment qu'à l'aide d'ablutions d'eau froide. Les cils sont souvent agglutinés par une matière visqueuse sécrétée par les glandes de Meïbomius. Ajoutons qu'il existe un épiphora ; que l'oreille droite est fréquemment le siége de bourdonnements; que tout le côté de la face est excessivement sensible et que les changements de temps éveillent des douleurs qui enlèvent tout repos.

Il est à remarquer que ces douleurs partent de l'apophyse mastoïde et irradient jusqu'au milieu du menton où elles cessent brusquement.

Cette observation présente de l'intérêt à plusieurs titres : la multiplicité des lésions, la complication des phénomènes pathologiques et les accidents consécutifs qui condamnent ce militaire à l'existence la plus triste et la plus menacée.

C'est sans doute à la lésion des nerfs maxillaires supérieurs et ptérigoïdiens qu'il faut rapporter la sensibilité excessive de toutes les parties et la contraction permanente des muscles de la mâchoire inférieure. Cet état s'améliorera-t-il avec le temps? on peut l'espérer sans oser cependant l'affirmer. Peut-être aussi qu'un jour, lorsque les douleurs seront calmées, que la cicatrisation des lésions osseuses sera complète, pourra-t-on essayer, ainsi que cela a déjà été fait, l'incision des fibres d'attache du muscle masséter par une ponction habilement faite dans la cavité buccale. Des exemples récents autoriseraient cette opération qui compte déjà plusieurs succès.

Quoi qu'il en soit, Guiraud supporte avec une énergie

remarquable et une patience résignée sa triste existence. Il s'efforce chaque jour d'obtenir l'écartement des mâchoires, en glissant entre les dents un corps dur et plat qu'il fait manœuvrer malgré les douleurs qu'il éprouve.

§ V. — REMARQUES PARTICULIÈRES.

L'habileté et la prudence qui ont dirigé l'expédition de Kabylie, fournissent une nouvelle preuve des résultats heureux produits par l'application des lois de l'hygiène. Les soldats, conduits avec ménagement, bien nourris, convenablement abrités, reposés à propos, ont fourni très-peu de malades. Quelquefois des journées entières se passaient sans que les ambulances reçussent au delà de quelques hommes pour cause de maladie.

Cependant les dernières limites du progrès n'étant point encore atteintes, nous nous permettrons quelques remarques sur la nourriture et les vêtements des soldats.

Alimentation. — Pour la première fois, dans cette expédition de la Kabylie, nous vîmes les fours de campagne suivre nos colonnes. C'est, pour l'Afrique, une heureuse innovation à laquelle on ne saurait trop applaudir; il y en avait dans chaque division, et on les montait lorsqu'on faisait une halte de quelques jours. Nous recevions alors du pain blanc qui était accueilli avec d'autant plus de plaisir par les soldats qu'ils avaient été obligés de manger pendant plus longtemps du biscuit contre lequel ils ont un éloignement prononcé.

Ce dernier aliment, en effet, a des inconvénients incontestables : privé de sel et de levain, la digestion en est difficile ; si on le mange sec, il absorbe en raison de son avidité pour les liquides, les fluides qu'il rencontre. La bouche se dessèche, la membrane muqueuse intestinale se fatigue à lui fournir les fluides nécessaires à la formation du chyle, et comme cette sécrétion se fait au dépend du sang, la soif devient vive, les forces diminuent et l'amaigrissement du corps se prononce. Si cet aliment n'est pas dissous par les fluides intestinaux, il passe comme un corps inerte et détermine promptement la diarrhée.

On peut se faire une juste idée de l'énorme quantité de liquide nécessaire dans cette circonstance, en se rappelant les expériences consignées dans les *Mémoires de médecine militaire*[1], qui démontrent qu'un biscuit de 200 grammes absorbe jusqu'à 700 grammes de bouillon.

Soupe. — Une question non moins importante que le biscuit, est la préparation de la soupe.

On sait que le soldat doit recevoir la soupe deux fois par jour, à neuf heures du matin et à quatre heures et demie du soir. Lorsqu'il est en marche, s'il ne prend pas la soupe le matin il la remplace par le café dans lequel il fait tremper le pain ou le biscuit.

On n'a pas la même ressource pour le repas du soir, car l'homme ne peut pas se contenter indéfiniment de café

---

[1] *Recueil de mémoires de médecine, de chirurgie et de pharmacie militaires*, 2ᵉ série, 18ᵉ volume, page 408.

qui n'est pas nutritif. Il faut donc aviser au moyen de faire la soupe ; cela est généralement possible lorsqu'on atteint l'étape en temps opportun ; mais si la marche se prolonge et qu'on n'arrive qu'à la nuit tombante, tout devient difficulté.

Les hommes, pressés par la faim, sont impatients de prendre leur repas ; ils ne laissent pas à la viande le temps de subir la cuisson nécessaire ; le bouillon est mauvais et le repas n'est pas suffisamment réparateur.

Ces inconvénients graves ont constamment été évités par le 70e de ligne qui avait adopté les mesures suivantes : lorsqu'on arrivait de bonne heure au gîte, on faisait immédiatement les préparatifs de la cuisine ; on parvenait ainsi à prendre le repas à l'heure réglementaire. Dès qu'il était terminé on remettait de la nouvelle viande sur le feu pour faire la soupe du lendemain matin ; on avait ainsi tout le temps de donner au bouillon les qualités nutritives qu'il doit avoir. Une heure avant le réveil, le bouillon était réchauffé et la soupe était prise avant de se mettre en route ; on réservait la viande froide pour déjeûner à la halte du matin.

Quand on arrivait trop tard pour accomplir tous ces soins, on se bornait à faire préparer une soupe maigre composée comme suit :

Lard, 15 gr. ; — pain ou biscuit, même quantité que pour la soupe ordinaire. Lorsque le pain manquait on le remplaçait dans la soupe par une ration supplémentaire de 30 gr. de riz.

Habituellement, voici comment a été réglé l'ordinaire

du 70e pendant tout le temps de l'expédition : le soldat prenait deux fois par jour la soupe et le café. La soupe, pour chaque homme, était composée ainsi qu'il suit :

Viande de bœuf, 150 gr.; — pain blanc, 125 gr.; — riz, 30 gr.; — sel, quantité suffisante.

Aussitôt après ce repas, dont la préparation ne demandait que peu de temps, on s'occupait de la soupe du lendemain faite avec du bouillon de viande.

Tentes-abris. — Pendant longtemps les soldats en campagne n'avaient que leurs vêtements pour se protéger contre les intempéries atmosphériques. Plus tard on leur donna un grand sac appelé sac de campement, sur lequel ils se couchaient quand il était plein de paille, ou dans lequel ils se mettaient quand ils le jugeaient plus convenable.

Nos soldats d'Afrique imaginèrent de réunir plusieurs de ces sacs pour les tendre au-dessus de leur tête et former ainsi des abris contre la pluie ou les rayons du soleil. Le maréchal Bugeaud, saisissant cette idée, eut l'heureuse pensée de supprimer le sac de campement pour le remplacer par des morceaux de toile qui, s'unissant par des boutonnières, sont soutenus par des montants et forment de véritables tentes sous lesquelles trois hommes peuvent se loger. Cette heureuse innovation exigerait encore une amélioration. Ces tentes manquent de longueur; bien que le corps soit à l'abri, les pieds et les jambes très-souvent ne le sont pas; aussi ces extrémités se refroidissent, les hommes en souffrent, et dès qu'ils se réveillent ils s'empressent de courir près des feux de bivouac, imprudence qui peut avoir de fâcheuses conséquences et qui souvent, en Crimée, a occasionné des accidents funestes, en faisant tomber en gangrène des membres à peine congelés.

Guêtres en cuir. — Cette partie du vêtement militaire a toujours été prescrite pendant la route ; elle a l'avantage de maintenir le pied plus fortement que la guêtre de toile ; c'est à elle, je crois, que nous devons d'avoir évité les entorses qui se seraient produites dans les chemins rocailleux que nous avons parcourus.

Pantalons rouges. — Ce vêtement fatiguait beaucoup pendant la marche ; il fut abandonné, sur la demande des hommes, et remplacé par le pantalon de toile ; mais on avait soin de faire reprendre le pantalon de drap lorsque le temps était froid, ou quand on s'arrêtait à la halte définitive. Constamment les hommes le remettaient le soir pour être porté pendant toute la nuit.

Depuis quelque temps on a prescrit de serrer le pantalon contre l'extrémité inférieure de la jambe, en le comprenant dans la guêtre. Cette disposition serait très-bonne si les plis formés par le pantalon et la rudesse de l'étoffe ne blessaient pas la peau de la jambe. Souvent, au contraire, après quelques jours de marche on voit survenir des vergetures et quelquefois des excoriations douloureuses. Il serait facile de remédier à ces inconvénients en se bornant à maintenir le pantalon relevé à l'aide d'un ou plusieurs boutons, et même d'une petite courroie habilement disposée. La guêtre alors s'appliquerait plus exactement sur le bas de la jambe et remplirait mieux le service qu'on en attend.

Couvre-nuque. — Déjà nous avons signalé[1] les avantages qu'il y aurait à introduire l'usage du couvre-nuque pour les soldats qui sont en Afrique. Cette nécessité s'est encore révélée très-haut dans la dernière campagne de Kabylie. Les hommes, accablés par le poids de leurs armes et de tous les ustensiles nécessaires en route, ouvraient largement leur redingote, desserraient la cravate ou l'enlevaient pour l'attacher au képi, la laissant flotter sur le cou, qu'elle protégeait contre les ardeurs du soleil. Cette sage précaution évita sans doute beaucoup de cas d'insolation, mais les hommes imprévoyants subissaient les conséquences de leur incurie et éprouvaient les terribles accidents de la congestion cérébrale.

Nous croyons de notre devoir d'appeler de nouveau l'attention de l'autorité militaire sur ce point important de l'hygiène du soldat.

---

[1] *De l'Insolation, de ses dangers et de la nécessité, en Afrique, d'adopter l'usage d'un couvre-nuque pour garantir complétement le soldat contre l'ardeur du soleil,* par L. Scoutetten, 1857; brochure in-8°.

TABLE DES MATIÈRES.

	PAGE.
Avant-propos	3
Considérations générales	5
Topographie	12
Climatologie	14
Combats	18
Faits chirurgicaux	26
Première observation	28
Deuxième observation	32
Troisième observation	36
Remarques particulières	40
Alimentation	40
Soupe	41
Tentes-abris	43
Guêtres	43
Pantalons	44
Couvre-nuque	44